Puzzle #1
EASY

5		7	4			1		
	4						5	2
	8	9					3	
		3				9	2	5
8	9	1	5		2	3		
		4			6	7	1	
			2	6			7	
6	7	5		3	1	2	4	
					9	6		3

Puzzle #2
EASY

4		2			5	3	1	
	8				6			4
7				1	9			
8	7	6	1	2	4			
					3			
9	5		7			2		
3	9	1		5		4	8	7
5		7		8		6	9	
	2			7				5

Puzzle #3
EASY

4	7							
	3				5		6	
6	2					3	4	5
7			6	1			8	4
		1		2				3
	6		8	3			9	
3		2	7		6	8		
9		6		5	2			7
			3	9		1		6

Puzzle #4
EASY

			8	9	3			
					2			
	9		6			4	7	8
	5	8					3	6
						2	1	4
		1	9	3			8	
	1			6	9		5	3
3	8	6			1	7		
	4	9	3	7	8	1	6	2

Puzzle #5
EASY

4				9		7	8	
3			8		7	4	1	
		5		1				9
	3	7				2	5	
8	5		7			3		1
	4				8	9	6	
	2	3	6	8	1			4
5				3				
1	6		5		2			

Puzzle #6

EASY

		1	2	4	5		7	
2			1		8	9		
6	5	8					1	2
9				7		5		
7						2	9	
5	3	6						1
4		9		1	6		5	8
	7	3			4		2	
		5		3		1	4	

Puzzle #7
EASY

6		5	9	8		3	1	
	7			5	1			2
				7		9	6	
3				1	5		7	6
			7			1		
					8	2	9	
		2	5			6		
7				9				8
4	5	9			6	7		1

Puzzle #8
EASY

1			4		2	3		
8	6							2
5				6	3		7	8
9		2		7	6	8	4	1
	3	1	8	5				
			2	1	9		6	
			6				8	
2	8	5			1			
				2		1		4

Puzzle #9
EASY

			4	1	3		7	9
7			6	9	5	8		
		9	2	7		1	6	
	9	7	8			6	2	5
	5			2		4	9	
		4	7	5			1	
	7	8					4	
9						2		
		2	9	8			5	

Puzzle #10
EASY

7		8	4	1			9	3
6				8	3	2		
4	1		9	6	2	5		
5				9		3		7
	3					4		
		7	3				8	5
						8	3	9
	8		1	2	9			
9			8				4	

Puzzle #11
EASY

	7							
8			3	1	2		5	
	3		7		8	6		1
						5		4
		7		2			9	
		6	4		9	8		2
	1	5		3		4	2	
	2		1	5		9		7
9	4	3						5

Puzzle #12
EASY

	7	2	9	1	5			
5	6		8	4	2		3	
1					6		2	
		3	2				9	8
8	4	7						
9			6	8		4		
		6		3	9	1	7	
	3	8						5
7			5					6

Puzzle #13

EASY

3		2				1		
	5	8	3			9	7	2
		1	5	8				
5			7			2	6	9
	1		2			7		4
	2		9		6		8	
8		6	1	9			2	7
			8	3	7			
	3							5

Puzzle #14

EASY

3	4	9					1	2
2	5			4			9	
8	1	6	5			7		
5	6		1				8	
9		8		5		4		
	2	4	8		9	3		6
		2		1		8		3
7						2		
4				8				

Puzzle #15
EASY

		4	2	6			5	
5			9	7	1	4		8
1						6	7	
	7		5		4	9	2	
	2	5		3				
8	4			9		7	6	
	9		7		3		8	
	5					3		7
3		7		5		2		6

Puzzle #16
EASY

4		6	8		3	9		7
	3						4	6
	7	5	6		4	2		
			2					3
				4		5		6	2
	2			3		1		8
	9		5	7	1	8		
2								9
	4	8		6	2		1	

Puzzle #17
EASY

		3		5	8			2
			6				5	4
	5			4		6	8	
	3		8	7			1	9
			5			4	6	3
		1			4	7		8
9							3	5
3			7	9		2	4	6
	6				1	8		

Puzzle #18

EASY

	8						5		
		3			2			7
				6	8		3	
			3				6	
6	3	4	9	1	5		2	
		9	6	8			1	4
	9	2		5			7	
		5	4		1		8	9
8	1			3		4		

Puzzle #19

EASY

	9		6			3	7	4
		3	2		5		8	1
	8	1	3	7	4			
1				3			4	9
	5			6	2	1		
	7		5					
		4	1	2	9			8
					6		1	3
			7		3			2

Puzzle #20

EASY

		7	5				2	
	4		3			8	1	
3		6		9		5		4
1	8			2	7	6	4	5
6							8	
		9		6	4		3	
						4		
		5	1		9			
				4	2	7	5	8

Puzzle #21
EASY

8					7	9		5
	6						2	
3		9						1
6			1			8		4
	1	4						3
7			4		5			2
	3		7		6		8	
4	8		2	1	9		5	
9			8	5	3	1	4	6

Puzzle #22

EASY

	9	8	7	4		2		
4	1	6				9	5	
			5	1	9		6	
					7			6
			6			8	7	5
		5				3	4	2
			1	6		5	8	
8	6	3				7		4
		1	8					

Puzzle #23
EASY

	7		8		1		3	
4	5			9	3	2	1	
		1			4	8		
	9				7	1		
1		4					5	2
	6	7		4		9	8	3
						5		
7		2	9	5	8			
6	1	5		7	2			

Puzzle #24

EASY

		1			3		6	
7	6	2	5			8		
			6	7		4		5
	7	8						
1	3						9	
	9	6		5	1			8
9	2	7	1	6		5		
8				2		9	7	
			9	4	7			2

Puzzle #25

EASY

			4					
7	1	3	9	5		4		8
4		9	3	2	1			
			5				7	3
			1	3				
2		5		4	8			
3		7	2		4	6		
		8	6			7		
6					3	9	4	

Puzzle #26

EASY

8		3		1			7	
2				5	3			
5	6	9	8				3	1
9		8	1		2	5		
	2	6	3				1	9
7		5				8		3
							4	
1			6	2		3		
		4	7		1			2

Puzzle #27
EASY

	7			1	9	5		
		3		2	4			
		6		8	7	2	3	4
4		7	2	6		3		8
			7	4		9		5
		8				6		7
	8	5					7	
		9		5		8		3
	6	2			3			

Puzzle #28

EASY

				1		3	7	
			6		7	9	4	
3			8	4	9		2	5
5				7		6	8	2
9								
7		2	3		6	5		
8	3		7		1			9
		9	4				5	
			5				1	7

Puzzle #29

EASY

8	6	9	2				5	1
	4	3		1				2
	2				5	6	4	9
	8		5	2		9		
	5	1	7		3			8
7		2		8	9		1	6
4								
		5			2		9	7
2				5		1		

Puzzle #30

EASY

		4				5	2	8
				5				
9	5	2	6	8	1		4	
	9			4				
				7	5			
7	6	8	1			9		
	2	3		6				9
8		6	4	1			3	5
1		9				6		7

Puzzle #31
EASY

	7							
				8	2		6	
4	8	6		1		9		
	9				6		4	3
2	4	7		5	3	1		6
3		5	1				2	
			2	7	8	4	1	
		8	6	4	9	2		
9		4						

Puzzle #32

EASY

			3	4		5		
	1	3	9	2		6	7	
					7	8	1	
9	3			7				
6						1		
	7	8	6		4	2	5	9
	7				6		8	
4				8	9	3		
8		5				7		

Puzzle #33

EASY

			8			3		
	1			5		9	2	
			2	1			5	7
1		8	3	7	5	6		2
	9							3
		2			9			1
	8	3		6		2		
2	5	4	9		7			
9	6				8	7	3	

Puzzle #34

EASY

	1			6				5
5	8	4	9				2	1
			5		1	8	4	
	6		1		5			8
7		3		8	4		9	
8			3	7				
		8	2		3	5	6	
1		6				2		
				4			1	9

Puzzle #35

EASY

4					9		1	
1	3			8				9
	6		2			5	3	
		1		2				
	5	9	4			1		3
	4	2		3	5			7
	1		8	4				2
2				6	1	8	7	4
5		4	7					

Puzzle #36

EASY

	4	9	6	3			7	
	2			9	8		5	3
		7			5		6	
9				8			1	
	7	5						4
	3	4	1			5		2
4					1	8		
	5		2	4	6		3	
	1		8		9		4	6

Puzzle #37

EASY

5		9	6					2
	8	2		4	9	6	5	7
	6	1			2	4	9	
4				3		5		
		7		2		8		
9	1	5			6	2		
8				4			2	
	7		8	1			4	
	5					3		6

Puzzle #38
EASY

							6	4
		4	2	1	3	5		
	5			4		2	1	
		7				6		2
4					2	9		
6		2			8	7	4	1
	4	6			9		7	
5			8	6		4	2	
2	9			5		1		6

Puzzle #39
EASY

			2					7
3		5			1			
9	2	1		7	3		8	
	9	6		8			1	3
	5	3	6			8	4	9
	1			9		6		5
5			1					
2	4	8		3				
			5			3	2	

Puzzle #40

EASY

	5		7	4				
9	4	2	6		3	7	8	
								9
	8	6	5		4		7	
3		7	1		8			4
4			3			8	9	2
	7				2		3	8
6	3	9						
	2		9		7		1	6

Puzzle #41

EASY

					8		2	
2				3				
			5		9	1	7	8
	8	9					3	1
				8		7	5	
6		2	7	1	5			
7			1	9		3		
3		4	8		2	6	9	
8	2	9			7			

Puzzle #42

EASY

6		4	1			5	2	
7			5	9		4		
		3			8	1		6
	3	6	9	4			1	
2	5							7
			2	3		9		
	4				2		9	1
9								2
1		8				7	3	4

Puzzle #43

EASY

	5		7				9	
8	7	1		6				4
	9	6			3	7		
7		4			5	9		
	1	9			8		2	5
		2	4			8	1	
9	4			1		3		6
3	2		6		4	1	8	
	6							

Puzzle #44

EASY

	3	5			1	9		
	2	8			7		4	1
	6			3				5
3	4			1	5	8	6	2
2	1		8			5		3
8			3				9	
5	9			2		6		
	8			7			1	
1				4			5	

Puzzle #45

EASY

9	7		2	3				6
		6		9	7	3	1	
		4				8		
			9		6	7	3	
		3		4		9	6	
6		9				2	5	1
			5	2				3
	3		8	7	4			
		5	3	6	1		2	

Puzzle #46

EASY

7		1		2				
	5	4						
	8	2			6			4
			5	1	2			9
5					3	4		
1		3	8			7	6	
		7	2		1	5	9	6
	6	5	4	9	7		3	1
2		9	6		5			7

Puzzle #47

EASY

		5	8				2	9
2	9		7	3			1	4
4		1		2		5	7	
6	2			7		9		5
	1	9					4	
	4	8		9	3			7
1	3		4			7		
				8	7		5	1

Puzzle #48

EASY

		5		7	6		3	
		3	4					
4				3	5	2	9	1
	3		7		1		8	9
5				9	8	4	7	
7								6
3	4				7			
1			3		9			7
9	7							2

Puzzle #49

EASY

		9	1	2		4		3
			7	5				
8		7						5
3	8				2	1	4	7
	5		4				6	
7	9	4		1	6			
		1		6	7	5	3	
6		5	9					4
	7	8		4		6		

Puzzle #50

EASY

3						7	9	5
4			5	6	9			
2	9	5	7					4
	4		8					2
5	1	2						8
8	7	9		4				3
			2	1	3		8	9
	3			8	7		2	6
				5			1	

Puzzle #51
EASY

	2					5	4	3
		3	4	2	5			
	4		9				7	6
		7	2	5		4		
6		1			4		3	
2	9		7	3		6	5	
	1			7	2		6	
		2			8	9		4
		6	1	4		3		

Puzzle #52

EASY

7					3			
8	5	6	2	4	1		7	
2			7	8	9	1	5	
					8	3		
		1		6		5	8	
4	8				5		1	9
			5			7		
		7		2		4		8
1	3			9	7			

Puzzle #53
EASY

7	9			5	4		6	1
	2		1			7		
				9	8			5
	6			7		4		8
	8		3		9		5	7
3			4		1		9	
	3	2	8		7			6
8	5	6						
4				2				3

Puzzle #54

EASY

9					2			
	3	1	4		8		5	
	7	4			5	8	6	1
5		7	1			6		
				4			1	9
1	9	8	5		6	7	2	4
			7				3	
4		2				1		
				8	1			6

Puzzle #55
EASY

		2			3			
		1	4				8	2
7	9	6				5		
	5	9	3					8
				8	9	2	5	6
				6			4	9
	7	4				1	6	5
2		8	5	1	7			3
3						8		7

Puzzle #56

EASY

7		4		3			1	6
2	5	6		9				3
1							5	8
6	7		4	2		3		
		8	9		6		2	
		1	8	7	3			9
8				5	9	1	6	
	6							2
9	1		6					

Puzzle #57

EASY

	9	7	2					
			5	7	6		8	9
6	5	1		9				
	4	2	1	8				3
3	7			2	5			
	8	6		4		2		7
		3		5			6	
		5			3	4	2	8
9	1						7	5

Puzzle #58
EASY

2	1	6	8	4		9	7	3
5			9		1	2	6	
		8		3	6			4
	6						4	
		3		1	4	5		
		7						
3			5				1	
1				9	3	6		5
				8		3	2	

Puzzle #59
EASY

7	2			1				
1		4			3	2	8	9
					5		7	
4				2		6	9	
		9		7	4	3		5
	3	7	9		6			
		1	8		2			
5		2		9			3	4
3	8		5		7			

Puzzle #60
EASY

					4	3		5
7		8						
		3		9		6		2
			2	4	9	5		8
6	9	4	8	5	3	1		7
	2	5	7	6		4		
	8		3	1				9
4		7						1
5	1		4	8				

Puzzle #61
EASY

	2		5		8			3
3			7	2	9		4	
7		8				1		5
8				7			6	
2					4			9
	5		8	9		4	3	
		3		4	7	9		
4		1	9	8			5	2
				5		3		4

Puzzle #62

EASY

7	3	2	8			4	6	
				3		2		
9			2	1	7			
8	2	3			1		9	4
	4		3		8			5
	5			4			3	6
2					3			7
	1							
	7		6	9	5	3		

Puzzle #63

EASY

	1				3			
6	7		2		8	5		
3			9		1			4
		1	8			7	6	
7	6					8		
8	9		7	5		2		
4		6	1				8	
	5				7	4		
9	3			8	4		5	

Puzzle #64
EASY

		8		5	7			
	1			8	3			
2	3	7	4			5		9
1			6			9	4	
3		9			5	2		
	5		7	9		3		
				2		8		3
8	4		3			7	6	2
9				7	6	4		

Puzzle #65
EASY

	4			8	5			
	7	5					2	6
		1			2	5	8	4
			4		1		3	
1	5	7	3					
3	2				7			
4		6				1	7	
		2	7		4		9	
	8	3			9	4		2

Puzzle #66
EASY

	9	5			8	6		
	7			2	1	5		
	6				9		8	
6			8	4	5			
5	1	4	9					
	8		1		7		3	5
	2	8					5	
1				8	3			7
	5			9	4	3	1	

Puzzle #67
EASY

8		9						
6					9	2		8
2	3		7		6	1	5	
			1		4	8	2	6
5		8	3				1	4
						5		
7			8		1	9		
	4	2		6			8	
		6	2	3	5	4	7	

Puzzle #68

EASY

	9		2		4		8	5
	5					4		3
6		1	3	5	8		9	
		9	1	2		8	3	
				6	9	5	7	
		8				9		1
2	3	5	6	8				
	8		9					
	7	6			5			8

Puzzle #69
EASY

				5				4
6	4	5						
3			2	7				9
	8		5	3	7	4		
4	9	7	8				3	5
		6	4				8	1
	6			4		9	5	7
	2	1				6		
9			7				2	8

Puzzle #70

EASY

	7		3	8			4	1
	8		4			2		
				2	5		7	9
	9	1		6			5	
	4	5				3		8
		3			8		9	
					7			6
1	2	7	9		6	5		
9			8	1				3

Puzzle #71
EASY

			2			7		
			8	4		5		6
		6					4	
	8	9	1	7			2	
4	1	5						3
		3		5	9		8	1
2			7	1	6		9	
		1			8		6	7
9	6	7	3			1		8

Puzzle #72
EASY

		9			2	7		
2				3	1			8
		3	4					
5	9	6	2			1		7
8				1	9		5	3
		1				8	6	
	3	7	1		5	9		6
6			9	7				2
	1						7	5

Puzzle #73
EASY

4			6	8		7	3	2
				4		2	1	
8	2	1		3				9
6					7			
2	7		5	6			9	1
	9					4	6	7
	6		2		9	3	1	
			1					
9	1	7		4			8	

Puzzle #74
EASY

4				2		1		
		8			7			3
	9	6	5			7		
		1		7	8	6		9
7				4	9			
				6	5	2	1	
2						3		
	3	7	8	5		4		2
9	8	4	6			5		1

Puzzle #75
EASY

	9	4		5	3			1
1		6	2		4			
2	3				8	6		4
5		9		2				8
				1			5	
		1		4			6	9
4						3		
	2			8			4	6
6	1	8			2	9	7	

Puzzle #76
EASY

			1				4	
	9					5	2	7
8			5		7		1	
	3	5	9				7	2
7	2		4	3		1	5	
1						9		
3		8	2	6				5
	5	6	3	7				
		7		5	9			1

Puzzle #77

EASY

6	7	5		1		2	4	
	8	4						
		3		8	2		5	7
4	3				8		2	
9							8	
		7		5		9		1
		9	2	3	1		7	
7	1		8	4		3		
	4	8	9		6			

Puzzle #78
EASY

4	8		7					
				1	2			5
		1	4	9	8			
6	9				4	8		
1			5	6			4	9
		3					5	7
7				4		5	3	8
		6	9			1		
				3			6	

Puzzle #79
EASY

6		5	9	1			2	3	
4	9		8					
	1		6			9		
	8	1					2	
7		4		3			5	
	2	9	5			4		
				5	8	6	9	1
9	3				2			
1			7	9		3		2

Puzzle #80

EASY

		1	8	6				
2		8		3				5
7			2	9				
						1	4	8
		4		7	8		2	
	5	9				3		6
9	8		3			2		4
3			5	2	4	8	9	7
4	2							

Puzzle #81

EASY

7		1	3		6		2	
					4	8	1	6
	9	6	8				7	5
		4						1
			4	6			8	3
		2			5		6	
2		8			7		3	
9	4	7				1	5	2
		3	1		9			

Puzzle #82
EASY

5								1
	9		5				3	7
	3	1	6		8	9		
7	5	3	9	4	1		8	
	8	6	2		3		7	
9			7		6		4	
3		5			2		1	8
8	6				5		9	
					7			5

Puzzle #83
EASY

			3		8		7	1
	1	9				4		
7	5		4	2			6	8
	2					7		4
	3	8	5		6			2
		1	2		4		8	
					2			6
1			7	6			4	
5	4		9			2		

Puzzle #84

EASY

1		9	6			4		
4	7							
6				4		1	9	8
	2			6				5
	4			8	1	2	3	
5	9	1	3		7		8	4
9		3					4	1
				5				6
8	6					9		2

Puzzle #85
EASY

2			3		7		6	
7					6		5	
	5			2		7	1	3
	1	8	6		5			
5				8	2			1
	2	7				4	8	5
4					3		7	
	7		4		1		9	2
			2	7			4	

Puzzle #86

EASY

	1		9	6	8	5	7	
			1	7			8	
8				5	2		1	
	4		6				5	3
	5			8		4		
1			5		9	7		8
3				9		6		7
	2				6			
		9	7			8	2	1

Puzzle #87
EASY

		4		8	3			
		5	7			8		4
			5	9		3	7	1
7	6			2	9	5		3
						1		
	5	2	6		8			
		3	9	5			1	
		8	2		1			
4		7	8				2	

Puzzle #88

EASY

3		1	6	2				8
	5	8			9		3	
							4	
1				7	6	3	5	2
6		2		8			1	9
5	3	7					8	
			8	3	7		2	1
		3		4	2		6	
		4		6		9		

Puzzle #89
EASY

8	1			4		9	7	
9					7		3	
3	2		5	6		4	8	1
4				8	2	3		
		8	9			2		
	5					7	1	8
6		3				8	9	
7				5	8	1		
				9				7

Puzzle #90

EASY

1			5	6				
		5		2				
	4	8				5		3
					2	6	5	9
5	1	3			6	7	8	
9		6		8			4	1
					7	8	1	6
6	8					2	7	
7	5	2		1			3	

Puzzle #91

EASY

4	7	9	6					
8		6		4	1	5		
	5						7	
			9				6	2
	8	7	4					3
		2	3	1	8	4		
1				8				
6	2		5		9	1	4	8
	4			3		2	9	

Puzzle #92

EASY

		8					9	
9	4				3		6	
		6	9	4		7	1	8
				9				
5	9		7		1		3	4
	6	4					5	9
				3		6		
8		9		1	7	4	2	
		7	5	8				

Puzzle #93

EASY

4			6	5			7	
				1			4	2
				2	9		6		5
5	9		8		7			
	2		5	4		7	9	
	1						6	
	7	9	4		5	8		
6		1		8				
2	5		7	6	1		3	

Puzzle #94

EASY

	7		9		2			
						6		7
	3	4	7			8	1	9
	6		5		8	1		
	1		4	3				8
			1	6	9			3
7	9	5					4	
	8	1		9			5	2
	2	3			5			

Puzzle #95

EASY

		1		3			5	
6	7		8			4	3	
2			5	7	6			
3		9	1					6
	5			8		7	1	
1	6	7	2		5			
	4				8	1	7	
				5	4	2	6	
5	2						8	

Puzzle #96

EASY

	1	6	4	5				9
		5	6			4		8
9					3			5
1			9	3		2		
	5			4				
6	2			1			3	
3	9		5			7	6	
				2		8	4	1
4		2	7	6		9		3

Puzzle #97
EASY

			3		8		5	
	8	7				3		
		9	2	6				
	2	1		9			7	
7			4		6	8		
					1	5	9	2
9	1	6		4		2		
3	7		6	5			8	
4				3		9	6	7

Puzzle #98
EASY

			1	7		5		
8		2				7		4
			2	5	4		8	
	2		9	6		3		
	9	4	3			1		6
					7	8		
	3		8		6	9	7	
4		1		9		2	6	
6	7			1			3	8

Puzzle #99
EASY

6		5		1	4	3	8	7
	3						1	
1		2		7	3			9
			5	8	7		3	
4			3			1	7	
	7		1		9			2
3					1		4	
	6	8					9	1
			7	5				

Puzzle #100
EASY

	6			4	1	3	9	2
7	1			9				
	9			8		6		
5				3			1	
1			6				8	
6	3	8	1	5		7		
2	4	7	8	6			3	
		1		2	7	4		
				1	5	9		

Puzzle # 1

5	2	7	4	8	3	1	9	6
3	4	6	9	1	7	8	5	2
1	8	9	6	2	5	4	3	7
7	6	3	1	4	8	9	2	5
8	9	1	5	7	2	3	6	4
2	5	4	3	9	6	7	1	8
9	3	8	2	6	4	5	7	1
6	7	5	8	3	1	2	4	9
4	1	2	7	5	9	6	8	3

Puzzle # 2

4	6	2	8	7	5	3	1	9
1	8	9	2	3	6	5	7	4
7	3	5	4	1	9	8	2	6
8	7	6	1	2	4	9	5	3
2	1	4	5	9	3	7	6	8
9	5	3	7	6	8	2	4	1
3	9	1	6	5	2	4	8	7
5	4	7	3	8	1	6	9	2
6	2	8	9	4	7	1	3	5

Puzzle # 3

4	7	5	2	6	3	9	1	8
1	3	9	4	8	5	7	6	2
6	2	8	9	7	1	3	4	5
7	5	3	6	1	9	2	8	4
8	9	1	5	2	4	6	7	3
2	6	4	8	3	7	5	9	1
3	1	2	7	4	6	8	5	9
9	8	6	1	5	2	4	3	7
5	4	7	3	9	8	1	2	6

Puzzle # 4

1	7	4	8	9	3	6	2	5
8	6	5	7	4	2	3	9	1
2	9	3	6	1	5	4	7	8
4	5	8	1	2	7	9	3	6
9	3	7	5	8	6	2	1	4
6	2	1	9	3	4	5	8	7
7	1	2	4	6	9	8	5	3
3	8	6	2	5	1	7	4	9
5	4	9	3	7	8	1	6	2

Puzzle # 5

4	1	6	2	9	5	7	8	3
3	9	2	8	6	7	4	1	5
7	8	5	4	1	3	6	9	2
6	3	7	1	4	9	2	5	8
8	5	9	7	2	6	3	4	1
2	4	1	3	5	8	9	6	7
9	2	3	6	8	1	5	7	4
5	7	8	9	3	4	1	2	6
1	6	4	5	7	2	8	3	9

Puzzle # 6

3	9	1	2	4	5	8	7	6
2	4	7	1	6	8	9	3	5
6	5	8	3	9	7	4	1	2
9	1	2	8	7	3	5	6	4
7	8	4	6	5	1	2	9	3
5	3	6	4	2	9	7	8	1
4	2	9	7	1	6	3	5	8
1	7	3	5	8	4	6	2	9
8	6	5	9	3	2	1	4	7

Puzzle # 7

6	4	5	9	8	2	3	1	7
9	7	3	6	5	1	4	8	2
8	2	1	4	7	3	9	6	5
3	9	4	2	1	5	8	7	6
2	6	8	7	4	9	1	5	3
5	1	7	3	6	8	2	9	4
1	8	2	5	3	7	6	4	9
7	3	6	1	9	4	5	2	8
4	5	9	8	2	6	7	3	1

Puzzle # 8

1	9	7	4	8	2	3	5	6
8	6	3	7	9	5	4	1	2
5	2	4	1	6	3	9	7	8
9	5	2	3	7	6	8	4	1
6	3	1	8	5	4	7	2	9
7	4	8	2	1	9	5	6	3
4	1	9	6	3	7	2	8	5
2	8	5	9	4	1	6	3	7
3	7	6	5	2	8	1	9	4

Puzzle # 9

2	8	6	4	1	3	5	7	9
7	4	1	6	9	5	8	3	2
5	3	9	2	7	8	1	6	4
1	9	7	8	3	4	6	2	5
8	5	3	1	2	6	4	9	7
6	2	4	7	5	9	3	1	8
3	7	8	5	6	2	9	4	1
9	1	5	3	4	7	2	8	6
4	6	2	9	8	1	7	5	3

Puzzle # 10

7	2	8	4	1	5	6	9	3
6	9	5	7	8	3	2	1	4
4	1	3	9	6	2	5	7	8
5	4	1	2	9	8	3	6	7
8	3	9	5	7	6	4	2	1
2	6	7	3	4	1	9	8	5
1	7	2	6	5	4	8	3	9
3	8	4	1	2	9	7	5	6
9	5	6	8	3	7	1	4	2

Puzzle # 11

1	7	9	6	4	5	2	8	3
8	6	4	3	1	2	7	5	9
5	3	2	7	9	8	6	4	1
2	9	1	8	6	3	5	7	4
4	8	7	5	2	1	3	9	6
3	5	6	4	7	9	8	1	2
7	1	5	9	3	6	4	2	8
6	2	8	1	5	4	9	3	7
9	4	3	2	8	7	1	6	5

Puzzle # 12

3	7	2	9	1	5	8	6	4
5	6	9	8	4	2	7	3	1
1	8	4	3	7	6	5	2	9
6	1	3	2	5	4	9	8	7
8	4	7	1	9	3	6	5	2
9	2	5	6	8	7	4	1	3
2	5	6	4	3	9	1	7	8
4	3	8	7	6	1	2	9	5
7	9	1	5	2	8	3	4	6

Puzzle # 13

3	6	2	4	7	9	1	5	8
4	5	8	3	6	1	9	7	2
9	7	1	5	8	2	6	4	3
5	8	4	7	1	3	2	6	9
6	1	9	2	5	8	7	3	4
7	2	3	9	4	6	5	8	1
8	4	6	1	9	5	3	2	7
2	9	5	8	3	7	4	1	6
1	3	7	6	2	4	8	9	5

Puzzle # 14

3	4	9	7	6	8	5	1	2
2	5	7	3	4	1	6	9	8
8	1	6	5	9	2	7	3	4
5	6	3	1	2	4	9	8	7
9	7	8	6	5	3	4	2	1
1	2	4	8	7	9	3	5	6
6	9	2	4	1	5	8	7	3
7	8	1	9	3	6	2	4	5
4	3	5	2	8	7	1	6	9

Puzzle # 15

7	3	4	2	6	8	1	5	9
5	6	2	9	7	1	4	3	8
1	8	9	3	4	5	6	7	2
6	7	1	5	8	4	9	2	3
9	2	5	6	3	7	8	1	4
8	4	3	1	9	2	7	6	5
4	9	6	7	2	3	5	8	1
2	5	8	4	1	6	3	9	7
3	1	7	8	5	9	2	4	6

Puzzle # 16

4	1	6	8	2	3	9	5	7
9	3	2	1	5	7	4	8	6
8	7	5	6	9	4	2	3	1
1	6	7	2	8	9	5	4	3
3	8	9	4	1	5	7	6	2
5	2	4	7	3	6	1	9	8
6	9	3	5	7	1	8	2	4
2	5	1	3	4	8	6	7	9
7	4	8	9	6	2	3	1	5

Puzzle # 17

6	4	3	1	5	8	9	7	2
1	8	9	6	2	7	3	5	4
7	5	2	9	4	3	6	8	1
4	3	6	8	7	2	5	1	9
8	2	7	5	1	9	4	6	3
5	9	1	3	6	4	7	2	8
9	7	4	2	8	6	1	3	5
3	1	8	7	9	5	2	4	6
2	6	5	4	3	1	8	9	7

Puzzle # 18

2	8	6	7	9	3	5	4	1
9	5	3	1	4	2	6	8	7
7	4	1	5	6	8	2	3	9
1	7	8	3	2	4	9	6	5
6	3	4	9	1	5	7	2	8
5	2	9	6	8	7	3	1	4
4	9	2	8	5	6	1	7	3
3	6	5	4	7	1	8	9	2
8	1	7	2	3	9	4	5	6

Puzzle # 19

2	9	5	6	1	8	3	7	4
7	4	3	2	9	5	6	8	1
6	8	1	3	7	4	2	9	5
1	6	2	8	3	7	5	4	9
4	5	8	9	6	2	1	3	7
3	7	9	5	4	1	8	2	6
5	3	4	1	2	9	7	6	8
8	2	7	4	5	6	9	1	3
9	1	6	7	8	3	4	5	2

Puzzle # 20

8	9	7	4	5	1	3	2	6
5	4	2	3	7	6	8	1	9
3	1	6	2	9	8	5	7	4
1	8	3	9	2	7	6	4	5
6	2	4	5	1	3	9	8	7
7	5	9	8	6	4	1	3	2
2	6	8	7	3	5	4	9	1
4	7	5	1	8	9	2	6	3
9	3	1	6	4	2	7	5	8

Puzzle # 21

8	4	1	6	2	7	9	3	5
5	6	7	3	9	1	4	2	8
3	2	9	5	8	4	7	6	1
6	5	3	1	7	2	8	9	4
2	1	4	9	6	8	5	7	3
7	9	8	4	3	5	6	1	2
1	3	5	7	4	6	2	8	9
4	8	6	2	1	9	3	5	7
9	7	2	8	5	3	1	4	6

Puzzle # 22

5	9	8	7	4	6	2	3	1
4	1	6	3	2	8	9	5	7
2	3	7	5	1	9	4	6	8
3	8	2	4	5	7	1	9	6
1	4	9	6	3	2	8	7	5
6	7	5	9	8	1	3	4	2
7	2	4	1	6	3	5	8	9
8	6	3	2	9	5	7	1	4
9	5	1	8	7	4	6	2	3

Puzzle # 23

9	7	6	8	2	1	4	3	5
4	5	8	7	9	3	2	1	6
3	2	1	5	6	4	8	7	9
5	9	3	2	8	7	1	6	4
1	8	4	6	3	9	7	5	2
2	6	7	1	4	5	9	8	3
8	4	9	3	1	6	5	2	7
7	3	2	9	5	8	6	4	1
6	1	5	4	7	2	3	9	8

Puzzle # 24

5	4	1	8	9	3	2	6	7
7	6	2	5	1	4	8	3	9
3	8	9	6	7	2	4	1	5
2	7	8	4	3	9	6	5	1
1	3	5	2	8	6	7	9	4
4	9	6	7	5	1	3	2	8
9	2	7	1	6	8	5	4	3
8	1	4	3	2	5	9	7	6
6	5	3	9	4	7	1	8	2

Puzzle # 25

5	6	2	4	8	7	3	1	9
7	1	3	9	5	6	4	2	8
4	8	9	3	2	1	5	6	7
1	9	4	5	6	2	8	7	3
8	7	6	1	3	9	2	5	4
2	3	5	7	4	8	1	9	6
3	5	7	2	9	4	6	8	1
9	4	8	6	1	5	7	3	2
6	2	1	8	7	3	9	4	5

Puzzle # 26

8	4	3	2	1	6	9	7	5
2	7	1	9	5	3	4	8	6
5	6	9	8	4	7	2	3	1
9	3	8	1	7	2	5	6	4
4	2	6	3	8	5	7	1	9
7	1	5	4	6	9	8	2	3
6	9	2	5	3	8	1	4	7
1	5	7	6	2	4	3	9	8
3	8	4	7	9	1	6	5	2

Puzzle # 27

2	7	4	3	1	9	5	8	6
8	5	3	6	2	4	7	9	1
9	1	6	5	8	7	2	3	4
4	9	7	2	6	5	3	1	8
6	3	1	7	4	8	9	2	5
5	2	8	9	3	1	6	4	7
3	8	5	4	9	6	1	7	2
7	4	9	1	5	2	8	6	3
1	6	2	8	7	3	4	5	9

Puzzle # 28

4	9	8	2	1	5	3	7	6
2	5	1	6	3	7	9	4	8
3	6	7	8	4	9	1	2	5
5	1	3	9	7	4	6	8	2
9	8	6	1	5	2	7	3	4
7	4	2	3	8	6	5	9	1
8	3	5	7	2	1	4	6	9
1	7	9	4	6	8	2	5	3
6	2	4	5	9	3	8	1	7

Puzzle # 29

8	6	9	2	7	4	3	5	1
5	4	3	9	1	6	7	8	2
1	2	7	8	3	5	6	4	9
6	8	4	5	2	1	9	7	3
9	5	1	7	6	3	4	2	8
7	3	2	4	8	9	5	1	6
4	7	6	1	9	8	2	3	5
3	1	5	6	4	2	8	9	7
2	9	8	3	5	7	1	6	4

Puzzle # 30

6	1	4	3	9	7	5	2	8
3	8	7	5	2	4	1	9	6
9	5	2	6	8	1	7	4	3
2	9	5	8	4	6	3	7	1
4	3	1	9	7	5	8	6	2
7	6	8	1	3	2	9	5	4
5	2	3	7	6	8	4	1	9
8	7	6	4	1	9	2	3	5
1	4	9	2	5	3	6	8	7

Puzzle # 31

1	7	2	9	6	5	3	8	4
5	3	9	4	8	2	7	6	1
4	8	6	3	1	7	9	5	2
8	9	1	7	2	6	5	4	3
2	4	7	8	5	3	1	9	6
3	6	5	1	9	4	8	2	7
6	5	3	2	7	8	4	1	9
7	1	8	6	4	9	2	3	5
9	2	4	5	3	1	6	7	8

Puzzle # 32

7	8	6	3	4	1	5	9	2
5	1	3	9	2	8	6	7	4
2	4	9	5	6	7	8	1	3
9	3	2	1	7	5	4	6	8
6	5	4	8	9	2	1	3	7
1	7	8	6	3	4	2	5	9
3	2	7	4	5	6	9	8	1
4	6	1	7	8	9	3	2	5
8	9	5	2	1	3	7	4	6

Puzzle # 33

5	2	7	8	9	4	3	1	6
8	1	6	7	5	3	9	2	4
4	3	9	2	1	6	8	5	7
1	4	8	3	7	5	6	9	2
6	9	5	1	8	2	4	7	3
3	7	2	6	4	9	5	8	1
7	8	3	5	6	1	2	4	9
2	5	4	9	3	7	1	6	8
9	6	1	4	2	8	7	3	5

Puzzle # 34

2	1	7	4	6	8	9	3	5
5	8	4	9	3	7	6	2	1
6	3	9	5	2	1	8	4	7
4	6	2	1	9	5	3	7	8
7	5	3	6	8	4	1	9	2
8	9	1	3	7	2	4	5	6
9	7	8	2	1	3	5	6	4
1	4	6	7	5	9	2	8	3
3	2	5	8	4	6	7	1	9

Puzzle # 35

4	2	8	3	5	9	7	1	6
1	3	5	6	8	7	2	4	9
9	6	7	2	1	4	5	3	8
3	7	1	9	2	6	4	8	5
6	5	9	4	7	8	1	2	3
8	4	2	1	3	5	6	9	7
7	1	6	8	4	3	9	5	2
2	9	3	5	6	1	8	7	4
5	8	4	7	9	2	3	6	1

Puzzle # 36

5	4	9	6	3	2	1	7	8
6	2	1	7	9	8	4	5	3
3	8	7	4	1	5	2	6	9
9	6	2	5	8	4	3	1	7
1	7	5	9	2	3	6	8	4
8	3	4	1	6	7	5	9	2
4	9	6	3	7	1	8	2	5
7	5	8	2	4	6	9	3	1
2	1	3	8	5	9	7	4	6

Puzzle # 37

5	4	9	6	7	8	1	3	2
3	8	2	1	4	9	6	5	7
7	6	1	3	5	2	4	9	8
4	2	8	7	3	1	5	6	9
6	3	7	9	2	5	8	1	4
9	1	5	4	8	6	2	7	3
8	9	3	5	6	4	7	2	1
2	7	6	8	1	3	9	4	5
1	5	4	2	9	7	3	8	6

Puzzle # 38

7	2	1	9	8	5	3	6	4
8	6	4	2	1	3	5	9	7
3	5	9	7	4	6	2	1	8
9	8	7	1	3	4	6	5	2
4	1	5	6	7	2	9	8	3
6	3	2	5	9	8	7	4	1
1	4	6	3	2	9	8	7	5
5	7	3	8	6	1	4	2	9
2	9	8	4	5	7	1	3	6

Puzzle # 39

6	8	4	2	5	9	1	3	7
3	7	5	8	6	1	4	9	2
9	2	1	4	7	3	5	8	6
4	9	6	7	8	5	2	1	3
7	5	3	6	1	2	8	4	9
8	1	2	3	9	4	6	7	5
5	3	7	1	2	8	9	6	4
2	4	8	9	3	6	7	5	1
1	6	9	5	4	7	3	2	8

Puzzle # 40

1	5	8	7	4	9	2	6	3
9	4	2	6	1	3	7	8	5
7	6	3	2	8	5	1	4	9
2	8	6	5	9	4	3	7	1
3	9	7	1	2	8	6	5	4
4	1	5	3	7	6	8	9	2
5	7	1	4	6	2	9	3	8
6	3	9	8	5	1	4	2	7
8	2	4	9	3	7	5	1	6

Puzzle # 41

1	9	5	6	7	8	4	2	3
2	8	7	4	3	1	9	6	5
4	6	3	5	2	9	1	7	8
5	7	8	9	4	6	2	3	1
9	4	1	2	8	3	7	5	6
6	3	2	7	1	5	8	4	9
7	5	6	1	9	4	3	8	2
3	1	4	8	5	2	6	9	7
8	2	9	3	6	7	5	1	4

Puzzle # 42

6	8	4	1	7	3	5	2	9
7	1	2	5	9	6	4	8	3
5	9	3	4	2	8	1	7	6
8	3	6	9	4	7	2	1	5
2	5	9	8	6	1	3	4	7
4	7	1	2	3	5	9	6	8
3	4	5	7	8	2	6	9	1
9	6	7	3	1	4	8	5	2
1	2	8	6	5	9	7	3	4

Puzzle # 43

2	5	3	7	4	1	6	9	8
8	7	1	5	6	9	2	3	4
4	9	6	2	8	3	7	5	1
7	8	4	1	2	5	9	6	3
6	1	9	3	7	8	4	2	5
5	3	2	4	9	6	8	1	7
9	4	5	8	1	2	3	7	6
3	2	7	6	5	4	1	8	9
1	6	8	9	3	7	5	4	2

Puzzle # 44

7	3	5	4	8	1	9	2	6
9	2	8	6	5	7	3	4	1
4	6	1	2	3	9	7	8	5
3	4	9	7	1	5	8	6	2
2	1	6	8	9	4	5	7	3
8	5	7	3	6	2	1	9	4
5	9	4	1	2	8	6	3	7
6	8	2	5	7	3	4	1	9
1	7	3	9	4	6	2	5	8

Puzzle # 45

9	7	1	2	3	8	5	4	6
5	8	6	4	9	7	3	1	2
3	2	4	6	1	5	8	7	9
2	1	8	9	5	6	7	3	4
7	5	3	1	4	2	9	6	8
6	4	9	7	8	3	2	5	1
4	6	7	5	2	9	1	8	3
1	3	2	8	7	4	6	9	5
8	9	5	3	6	1	4	2	7

Puzzle # 46

7	3	1	9	2	4	6	5	8
6	5	4	1	7	8	9	2	3
9	8	2	3	5	6	1	7	4
4	7	6	5	1	2	3	8	9
5	9	8	7	6	3	4	1	2
1	2	3	8	4	9	7	6	5
3	4	7	2	8	1	5	9	6
8	6	5	4	9	7	2	3	1
2	1	9	6	3	5	8	4	7

Puzzle # 47

3	7	5	8	4	1	6	2	9
2	9	6	7	3	5	8	1	4
4	8	1	6	2	9	5	7	3
6	2	3	1	7	4	9	8	5
7	1	9	5	6	8	3	4	2
5	4	8	2	9	3	1	6	7
8	5	7	9	1	2	4	3	6
1	3	2	4	5	6	7	9	8
9	6	4	3	8	7	2	5	1

Puzzle # 48

2	1	5	9	7	6	8	3	4
8	9	3	4	1	2	7	6	5
4	6	7	8	3	5	2	9	1
6	3	4	7	2	1	5	8	9
5	2	1	6	9	8	4	7	3
7	8	9	5	4	3	1	2	6
3	4	6	2	5	7	9	1	8
1	5	2	3	8	9	6	4	7
9	7	8	1	6	4	3	5	2

Puzzle # 49

5	6	9	1	2	8	4	7	3
4	1	3	7	5	9	2	8	6
8	2	7	6	3	4	9	1	5
3	8	6	5	9	2	1	4	7
1	5	2	4	7	3	8	6	9
7	9	4	8	1	6	3	5	2
9	4	1	2	6	7	5	3	8
6	3	5	9	8	1	7	2	4
2	7	8	3	4	5	6	9	1

Puzzle # 50

3	6	1	4	2	8	7	9	5
4	8	7	5	6	9	2	3	1
2	9	5	7	3	1	8	6	4
6	4	3	8	9	5	1	7	2
5	1	2	3	7	6	9	4	8
8	7	9	1	4	2	6	5	3
7	5	6	2	1	3	4	8	9
1	3	4	9	8	7	5	2	6
9	2	8	6	5	4	3	1	7

Puzzle # 51

9	2	8	6	1	7	5	4	3
7	6	3	4	2	5	1	8	9
1	4	5	9	8	3	2	7	6
8	3	7	2	5	6	4	9	1
6	5	1	8	9	4	7	3	2
2	9	4	7	3	1	6	5	8
4	1	9	3	7	2	8	6	5
3	7	2	5	6	8	9	1	4
5	8	6	1	4	9	3	2	7

Puzzle # 52

7	1	9	6	5	3	8	4	2
8	5	6	2	4	1	9	7	3
2	4	3	7	8	9	1	5	6
9	6	5	4	1	8	3	2	7
3	7	1	9	6	2	5	8	4
4	8	2	3	7	5	6	1	9
6	2	8	5	3	4	7	9	1
5	9	7	1	2	6	4	3	8
1	3	4	8	9	7	2	6	5

Puzzle # 53

7	9	3	2	5	4	8	6	1
5	2	8	1	3	6	7	4	9
6	4	1	7	9	8	3	2	5
1	6	9	5	7	2	4	3	8
2	8	4	3	6	9	1	5	7
3	7	5	4	8	1	6	9	2
9	3	2	8	4	7	5	1	6
8	5	6	9	1	3	2	7	4
4	1	7	6	2	5	9	8	3

Puzzle # 54

9	8	5	6	1	2	3	4	7
6	3	1	4	7	8	9	5	2
2	7	4	3	9	5	8	6	1
5	4	7	1	2	9	6	8	3
3	2	6	8	4	7	5	1	9
1	9	8	5	3	6	7	2	4
8	1	9	7	6	4	2	3	5
4	6	2	9	5	3	1	7	8
7	5	3	2	8	1	4	9	6

Puzzle # 55

4	8	2	9	5	3	6	7	1
5	3	1	4	7	6	9	8	2
7	9	6	8	2	1	5	3	4
6	5	9	3	4	2	7	1	8
1	4	3	7	8	9	2	5	6
8	2	7	1	6	5	3	4	9
9	7	4	2	3	8	1	6	5
2	6	8	5	1	7	4	9	3
3	1	5	6	9	4	8	2	7

Puzzle # 56

7	8	4	5	3	2	9	1	6
2	5	6	1	9	8	4	7	3
1	9	3	7	6	4	2	5	8
6	7	9	4	2	5	3	8	1
3	4	8	9	1	6	5	2	7
5	2	1	8	7	3	6	4	9
8	3	7	2	5	9	1	6	4
4	6	5	3	8	1	7	9	2
9	1	2	6	4	7	8	3	5

Puzzle # 57

8	9	7	2	3	1	5	4	6
2	3	4	5	7	6	1	8	9
6	5	1	8	9	4	7	3	2
5	4	2	1	8	7	6	9	3
3	7	9	6	2	5	8	1	4
1	8	6	3	4	9	2	5	7
4	2	3	7	5	8	9	6	1
7	6	5	9	1	3	4	2	8
9	1	8	4	6	2	3	7	5

Puzzle # 58

2	1	6	8	4	5	9	7	3
5	3	4	9	7	1	2	6	8
7	9	8	2	3	6	1	5	4
9	6	1	3	5	8	7	4	2
8	2	3	7	1	4	5	9	6
4	5	7	6	2	9	8	3	1
3	8	9	5	6	2	4	1	7
1	7	2	4	9	3	6	8	5
6	4	5	1	8	7	3	2	9

Puzzle # 59

7	2	8	4	1	9	5	6	3
1	5	4	7	6	3	2	8	9
6	9	3	2	8	5	4	7	1
4	1	5	3	2	8	6	9	7
8	6	9	1	7	4	3	2	5
2	3	7	9	5	6	1	4	8
9	4	1	8	3	2	7	5	6
5	7	2	6	9	1	8	3	4
3	8	6	5	4	7	9	1	2

Puzzle # 60

9	6	2	1	7	4	3	8	5
7	5	8	6	3	2	9	1	4
1	4	3	5	9	8	6	7	2
3	7	1	2	4	9	5	6	8
6	9	4	8	5	3	1	2	7
8	2	5	7	6	1	4	9	3
2	8	6	3	1	5	7	4	9
4	3	7	9	2	6	8	5	1
5	1	9	4	8	7	2	3	6

Puzzle # 61

6	2	4	5	1	8	7	9	3
3	1	5	7	2	9	8	4	6
7	9	8	4	3	6	1	2	5
8	4	9	3	7	5	2	6	1
2	3	7	1	6	4	5	8	9
1	5	6	8	9	2	4	3	7
5	6	3	2	4	7	9	1	8
4	7	1	9	8	3	6	5	2
9	8	2	6	5	1	3	7	4

Puzzle # 62

7	3	2	8	5	9	4	6	1
5	8	1	4	3	6	2	7	9
9	6	4	2	1	7	5	8	3
8	2	3	5	6	1	7	9	4
6	4	9	3	7	8	1	2	5
1	5	7	9	4	2	8	3	6
2	9	5	1	8	3	6	4	7
3	1	6	7	2	4	9	5	8
4	7	8	6	9	5	3	1	2

Puzzle # 63

2	1	4	5	6	3	9	7	8
6	7	9	2	4	8	5	1	3
3	8	5	9	7	1	6	2	4
5	4	1	8	3	2	7	6	9
7	6	2	4	1	9	8	3	5
8	9	3	7	5	6	2	4	1
4	2	6	1	9	5	3	8	7
1	5	8	3	2	7	4	9	6
9	3	7	6	8	4	1	5	2

Puzzle # 64

6	9	8	2	5	7	1	3	4
5	1	4	9	8	3	6	2	7
2	3	7	4	6	1	5	8	9
1	7	2	6	3	8	9	4	5
3	8	9	1	4	5	2	7	6
4	5	6	7	9	2	3	1	8
7	6	1	5	2	4	8	9	3
8	4	5	3	1	9	7	6	2
9	2	3	8	7	6	4	5	1

Puzzle # 65

2	4	9	6	8	5	7	1	3
8	7	5	1	4	3	9	2	6
6	3	1	9	7	2	5	8	4
9	6	8	4	5	1	2	3	7
1	5	7	3	2	6	8	4	9
3	2	4	8	9	7	6	5	1
4	9	6	2	3	8	1	7	5
5	1	2	7	6	4	3	9	8
7	8	3	5	1	9	4	6	2

Puzzle # 66

4	9	5	3	7	8	6	2	1
8	7	3	6	2	1	5	4	9
2	6	1	4	5	9	7	8	3
6	3	7	8	4	5	1	9	2
5	1	4	9	3	2	8	7	6
9	8	2	1	6	7	4	3	5
3	2	8	7	1	6	9	5	4
1	4	9	5	8	3	2	6	7
7	5	6	2	9	4	3	1	8

Puzzle # 67

8	1	9	5	2	3	6	4	7
6	7	5	4	1	9	2	3	8
2	3	4	7	8	6	1	5	9
3	9	7	1	5	4	8	2	6
5	6	8	3	9	2	7	1	4
4	2	1	6	7	8	5	9	3
7	5	3	8	4	1	9	6	2
1	4	2	9	6	7	3	8	5
9	8	6	2	3	5	4	7	1

Puzzle # 68

3	9	7	2	1	4	6	8	5
8	5	2	7	9	6	4	1	3
6	4	1	3	5	8	2	9	7
5	6	9	1	2	7	8	3	4
4	1	3	8	6	9	5	7	2
7	2	8	5	4	3	9	6	1
2	3	5	6	8	1	7	4	9
1	8	4	9	7	2	3	5	6
9	7	6	4	3	5	1	2	8

Puzzle # 69

2	7	9	6	5	8	3	1	4
6	4	5	3	9	1	8	7	2
3	1	8	2	7	4	5	6	9
1	8	2	5	3	7	4	9	6
4	9	7	8	1	6	2	3	5
5	3	6	4	2	9	7	8	1
8	6	3	1	4	2	9	5	7
7	2	1	9	8	5	6	4	3
9	5	4	7	6	3	1	2	8

Puzzle # 70

5	7	2	3	8	9	6	4	1
6	8	9	4	7	1	2	3	5
3	1	4	6	2	5	8	7	9
8	9	1	7	6	3	4	5	2
7	4	5	1	9	2	3	6	8
2	6	3	5	4	8	1	9	7
4	3	8	2	5	7	9	1	6
1	2	7	9	3	6	5	8	4
9	5	6	8	1	4	7	2	3

Puzzle # 71

8	3	4	2	6	5	7	1	9
1	9	2	8	4	7	5	3	6
5	7	6	9	3	1	8	4	2
6	8	9	1	7	3	4	2	5
4	1	5	6	8	2	9	7	3
7	2	3	4	5	9	6	8	1
2	5	8	7	1	6	3	9	4
3	4	1	5	9	8	2	6	7
9	6	7	3	2	4	1	5	8

Puzzle # 72

1	6	9	8	5	2	7	3	4
2	4	5	7	3	1	6	9	8
7	8	3	4	9	6	5	2	1
5	9	6	2	8	3	1	4	7
8	7	4	6	1	9	2	5	3
3	2	1	5	4	7	8	6	9
4	3	7	1	2	5	9	8	6
6	5	8	9	7	4	3	1	2
9	1	2	3	6	8	4	7	5

Puzzle # 73

4	5	9	6	8	1	7	3	2
7	3	6	4	9	2	1	5	8
8	2	1	7	3	5	6	4	9
6	8	4	9	1	7	5	2	3
2	7	3	5	6	4	8	9	1
1	9	5	8	2	3	4	6	7
5	6	8	2	7	9	3	1	4
3	4	2	1	5	8	9	7	6
9	1	7	3	4	6	2	8	5

Puzzle # 74

4	7	3	9	2	6	1	5	8
5	2	8	4	1	7	9	6	3
1	9	6	5	8	3	7	2	4
3	5	1	2	7	8	6	4	9
7	6	2	1	4	9	8	3	5
8	4	9	3	6	5	2	1	7
2	1	5	7	9	4	3	8	6
6	3	7	8	5	1	4	9	2
9	8	4	6	3	2	5	7	1

Puzzle # 75

7	9	4	6	5	3	8	2	1
1	8	6	2	9	4	5	3	7
2	3	5	1	7	8	6	9	4
5	4	9	3	2	6	7	1	8
8	6	2	7	1	9	4	5	3
3	7	1	8	4	5	2	6	9
4	5	7	9	6	1	3	8	2
9	2	3	5	8	7	1	4	6
6	1	8	4	3	2	9	7	5

Puzzle # 76

5	7	3	1	9	2	8	4	6
4	9	1	6	8	3	5	2	7
8	6	2	5	4	7	3	1	9
6	3	5	9	1	8	4	7	2
7	2	9	4	3	6	1	5	8
1	8	4	7	2	5	9	6	3
3	1	8	2	6	4	7	9	5
9	5	6	3	7	1	2	8	4
2	4	7	8	5	9	6	3	1

Puzzle # 77

6	7	5	3	1	9	2	4	8
2	8	4	5	6	7	1	9	3
1	9	3	4	8	2	6	5	7
4	3	6	1	9	8	7	2	5
9	5	1	7	2	3	4	8	6
8	2	7	6	5	4	9	3	1
5	6	9	2	3	1	8	7	4
7	1	2	8	4	5	3	6	9
3	4	8	9	7	6	5	1	2

Puzzle # 78

4	8	2	7	5	6	3	9	1
9	6	7	3	1	2	4	8	5
3	5	1	4	9	8	7	2	6
6	9	5	2	7	4	8	1	3
1	7	8	5	6	3	2	4	9
2	4	3	1	8	9	6	5	7
7	2	9	6	4	1	5	3	8
8	3	6	9	2	5	1	7	4
5	1	4	8	3	7	9	6	2

Puzzle # 79

6	7	5	9	1	4	2	3	8
4	9	2	8	7	3	1	6	5
8	1	3	6	2	5	9	7	4
5	8	1	4	6	9	7	2	3
7	6	4	2	3	1	8	5	9
3	2	9	5	8	7	4	1	6
2	4	7	3	5	8	6	9	1
9	3	6	1	4	2	5	8	7
1	5	8	7	9	6	3	4	2

Puzzle # 80

5	4	1	8	6	7	9	3	2
2	9	8	4	3	1	7	6	5
7	6	3	2	9	5	4	8	1
6	7	2	9	5	3	1	4	8
1	3	4	6	7	8	5	2	9
8	5	9	1	4	2	3	7	6
9	8	7	3	1	6	2	5	4
3	1	6	5	2	4	8	9	7
4	2	5	7	8	9	6	1	3

Puzzle # 81

7	8	1	3	5	6	9	2	4
3	2	5	7	9	4	8	1	6
4	9	6	8	1	2	3	7	5
8	6	4	2	7	3	5	9	1
5	7	9	4	6	1	2	8	3
1	3	2	9	8	5	4	6	7
2	1	8	5	4	7	6	3	9
9	4	7	6	3	8	1	5	2
6	5	3	1	2	9	7	4	8

Puzzle # 82

5	4	7	3	2	9	8	6	1
6	9	8	5	1	4	3	2	7
2	3	1	6	7	8	9	5	4
7	5	3	9	4	1	2	8	6
4	8	6	2	5	3	1	7	9
9	1	2	7	8	6	5	4	3
3	7	5	4	9	2	6	1	8
8	6	4	1	3	5	7	9	2
1	2	9	8	6	7	4	3	5

Puzzle # 83

2	6	4	3	9	8	5	7	1
8	1	9	6	5	7	4	2	3
7	5	3	4	2	1	9	6	8
6	2	5	8	1	9	7	3	4
4	3	8	5	7	6	1	9	2
9	7	1	2	3	4	6	8	5
3	9	7	1	4	2	8	5	6
1	8	2	7	6	5	3	4	9
5	4	6	9	8	3	2	1	7

Puzzle # 84

1	8	9	6	3	5	4	2	7
4	7	2	1	9	8	5	6	3
6	3	5	7	4	2	1	9	8
3	2	8	9	6	4	7	1	5
7	4	6	5	8	1	2	3	9
5	9	1	3	2	7	6	8	4
9	5	3	2	7	6	8	4	1
2	1	4	8	5	9	3	7	6
8	6	7	4	1	3	9	5	2

Puzzle # 85

2	4	1	3	5	7	8	6	9
7	8	3	9	1	6	2	5	4
9	5	6	8	2	4	7	1	3
3	1	8	6	4	5	9	2	7
5	9	4	7	8	2	6	3	1
6	2	7	1	3	9	4	8	5
4	6	2	5	9	3	1	7	8
8	7	5	4	6	1	3	9	2
1	3	9	2	7	8	5	4	6

Puzzle # 86

2	1	3	9	6	8	5	7	4
4	9	5	1	7	3	2	8	6
8	7	6	4	5	2	3	1	9
9	4	8	6	2	7	1	5	3
6	5	7	3	8	1	4	9	2
1	3	2	5	4	9	7	6	8
3	8	1	2	9	5	6	4	7
7	2	4	8	1	6	9	3	5
5	6	9	7	3	4	8	2	1

Puzzle # 87

9	7	4	1	8	3	2	5	6
1	3	5	7	6	2	8	9	4
2	8	6	5	9	4	3	7	1
7	6	1	4	2	9	5	8	3
8	4	9	3	7	5	1	6	2
3	5	2	6	1	8	7	4	9
6	2	3	9	5	7	4	1	8
5	9	8	2	4	1	6	3	7
4	1	7	8	3	6	9	2	5

Puzzle # 88

3	7	1	6	2	4	5	9	8
4	5	8	7	1	9	2	3	6
2	9	6	3	5	8	1	4	7
1	8	9	4	7	6	3	5	2
6	4	2	5	8	3	7	1	9
5	3	7	2	9	1	6	8	4
9	6	5	8	3	7	4	2	1
7	1	3	9	4	2	8	6	5
8	2	4	1	6	5	9	7	3

Puzzle # 89

8	1	5	2	4	3	9	7	6
9	6	4	8	1	7	5	3	2
3	2	7	5	6	9	4	8	1
4	7	6	1	8	2	3	5	9
1	3	8	9	7	5	2	6	4
2	5	9	4	3	6	7	1	8
6	4	3	7	2	1	8	9	5
7	9	2	6	5	8	1	4	3
5	8	1	3	9	4	6	2	7

Puzzle # 90

1	9	7	5	6	3	4	2	8
3	6	5	8	2	4	1	9	7
2	4	8	9	7	1	5	6	3
8	7	4	1	3	2	6	5	9
5	1	3	4	9	6	7	8	2
9	2	6	7	8	5	3	4	1
4	3	9	2	5	7	8	1	6
6	8	1	3	4	9	2	7	5
7	5	2	6	1	8	9	3	4

Puzzle # 91

4	7	9	6	2	5	3	8	1
8	3	6	7	4	1	5	2	9
2	5	1	8	9	3	6	7	4
3	1	4	9	5	7	8	6	2
5	8	7	4	6	2	9	1	3
9	6	2	3	1	8	4	5	7
1	9	5	2	8	4	7	3	6
6	2	3	5	7	9	1	4	8
7	4	8	1	3	6	2	9	5

Puzzle # 92

2	7	8	1	5	6	9	4	3
9	4	1	8	7	3	5	6	2
3	5	6	9	4	2	7	1	8
1	8	3	4	9	5	2	7	6
5	9	2	7	6	1	8	3	4
7	6	4	3	2	8	1	5	9
4	1	5	2	3	9	6	8	7
8	3	9	6	1	7	4	2	5
6	2	7	5	8	4	3	9	1

Puzzle # 93

4	8	2	6	5	3	1	7	9
9	6	5	1	7	8	4	2	3
1	3	7	2	9	4	6	8	5
5	9	6	8	1	7	3	4	2
8	2	3	5	4	6	7	9	1
7	1	4	9	3	2	5	6	8
3	7	9	4	2	5	8	1	6
6	4	1	3	8	9	2	5	7
2	5	8	7	6	1	9	3	4

Puzzle # 94

8	7	6	9	1	2	4	3	5
1	5	9	8	4	3	6	2	7
2	3	4	7	5	6	8	1	9
3	6	7	5	2	8	1	9	4
9	1	2	4	3	7	5	6	8
5	4	8	1	6	9	2	7	3
7	9	5	2	8	1	3	4	6
6	8	1	3	9	4	7	5	2
4	2	3	6	7	5	9	8	1

Puzzle # 95

8	9	1	4	3	2	6	5	7
6	7	5	8	1	9	4	3	2
2	3	4	5	7	6	8	9	1
3	8	9	1	4	7	5	2	6
4	5	2	6	8	3	7	1	9
1	6	7	2	9	5	3	4	8
9	4	6	3	2	8	1	7	5
7	1	8	9	5	4	2	6	3
5	2	3	7	6	1	9	8	4

Puzzle # 96

2	1	6	4	5	8	3	7	9
7	3	5	6	9	2	4	1	8
9	4	8	1	7	3	6	2	5
1	7	4	9	3	5	2	8	6
8	5	3	2	4	6	1	9	7
6	2	9	8	1	7	5	3	4
3	9	1	5	8	4	7	6	2
5	6	7	3	2	9	8	4	1
4	8	2	7	6	1	9	5	3

Puzzle # 97

2	6	4	3	7	8	1	5	9
5	8	7	9	1	4	3	2	6
1	3	9	2	6	5	7	4	8
8	2	1	5	9	3	6	7	4
7	9	5	4	2	6	8	1	3
6	4	3	7	8	1	5	9	2
9	1	6	8	4	7	2	3	5
3	7	2	6	5	9	4	8	1
4	5	8	1	3	2	9	6	7

Puzzle # 98

3	4	6	1	7	8	5	9	2
8	5	2	6	3	9	7	1	4
9	1	7	2	5	4	6	8	3
5	2	8	9	6	1	3	4	7
7	9	4	3	8	5	1	2	6
1	6	3	4	2	7	8	5	9
2	3	5	8	4	6	9	7	1
4	8	1	7	9	3	2	6	5
6	7	9	5	1	2	4	3	8

Puzzle # 99

6	9	5	2	1	4	3	8	7
7	3	4	8	9	5	2	1	6
1	8	2	6	7	3	4	5	9
2	1	6	5	8	7	9	3	4
4	5	9	3	2	6	1	7	8
8	7	3	1	4	9	5	6	2
3	2	7	9	6	1	8	4	5
5	6	8	4	3	2	7	9	1
9	4	1	7	5	8	6	2	3

Puzzle # 100

8	6	5	7	4	1	3	9	2
7	1	3	2	9	6	8	5	4
4	9	2	5	8	3	6	7	1
5	7	4	9	3	8	2	1	6
1	2	9	6	7	4	5	8	3
6	3	8	1	5	2	7	4	9
2	4	7	8	6	9	1	3	5
9	5	1	3	2	7	4	6	8
3	8	6	4	1	5	9	2	7

www.ingramcontent.com/pod-product-compliance
Lightning Source LLC
Chambersburg PA
CBHW082016230526
45466CB00022B/2368
9781659075113